Dr. med. Ulrich Kübler

Ist die Strategie des Impfens zur Bewältigung der SARS-CoV-2-Pandemie geeignet und warum kann die Existenz der Grundimmunität im Impfpass nicht dokumentiert werden?

Eine Untersuchung der medizinischen, pathophysiologischen und rationalen Grundlagen

Dr. med. Ulrich Kübler
Weltenburger Str. 70
81677 München
Titelbild: srikijt (depositphotos.com)

Verlag und Druck:
tredition GmbH
Halenreie 40-44
22359 Hamburg

978-3-347-33754-1 (Paperback)
978-3-347-33755-8 (Hardcover)
978-3-347-33756-5 (e-Book)

Bibliografische Information der Deutschen Nationalbibliothek:
Die Deutsche Nationalbibliothek verzeichnet diese Publikation in der Deutschen Nationalbibliografie; detaillierte bibliografische Daten sind im Internet über http://dnb.d-nb.de abrufbar.

Was ist eine Pandemie?

Nach der Definition der WHO wird eine weltweite Epidemie als *Pandemie* bezeichnet.[1] Die Ausrufung einer Pandemie erfolgt durch den Generaldirektor der WHO, wenn seines Erachtens eine Epidemie in eine Pandemie übergeht. Ob er und seine Mitarbeiter dabei neutral und rein wissenschaftsbasiert entscheiden und ob die WHO strukturell so ausgelegt ist, dass sie eine neutrale Evaluierung leisten kann, soll in dieser Schrift geprüft werden.

Die von der WHO und dem *Robert Koch Institut* (RKI) verwendete Erreger-Definition ist nicht belastbar, denn Sie macht keine Aussage über die Gefährlichkeit eines Erregers und den tatsächlichen Erkrankungsverlauf.
Gemäß Mitteilung des RKI vom 23.12.2020[2] genügt das klinische Bild mit mindestens einem der folgenden drei Kriterien zur Stellung der Diagnose der Coronavirus-Krankheit (Covid-19/SARS-CoV-2):

- akute respiratorisch Symptome jeder Schwere (!)
- neu aufgetretener Geruchs- oder Geschmacksverlust

- krankheitsbedingter Tod
- labordiagnostischer Nachweis per Antigen-Schnelltest
- PCR ohne definierte Zykluszahl als direkter Erregernachweis

Die WHO wies bereits selbst in ihrer Erklärung vom 10.06.2009 darauf hin, [3] dass auch ein Virus, dass bei gesunden Menschen überwiegend vergleichsweise milde Symptome verursacht, durch eine hohe Zahl von Erkrankten in einem begrenzten Zeitraum die Gesundheitssysteme eines Staates überlasten könne. Daraus ergibt sich, dass der Pandemiestatus nicht unbedingt an der Schwere einer Erkrankung festgemacht wird, sondern auch noch andere Kriterien bei der Einschätzung des Pandemiestatus eine Rolle spielen, die möglicherweise mit der Erkrankung selbst wenig oder nichts zu tun haben.
Diese Erklärung der WHO zur Pandemie zeigt, dass die WHO ihre Beschlüsse nicht nur nach medizinischen Kriterien fasst.

Gleiches gilt auch für die Finanzierung der WHO. Lobbyismus, Nepotismus und Interes-

senkonflikte sind angesichts der Finanzierungsstruktur der WHO nicht auszuschließen. Die wissenschaftlichen Dienste des Deutschen Bundestages schrieben im März 2019 in einem Sachstandsbericht zur WHO: *In der Vergangenheit sah sich die WHO zunehmend der Kritik ausgesetzt, wonach externe nicht staatliche Akteure, wie Unternehmen oder Stiftungen, Einfluss auf das operative und normative Geschäft der WHO ausübten und dieses für ihre eigenen Zwecke instrumentalisierten.*[4]
Siehe dazu:

- *Is this a Pandemic?*, Lawrence K Altmann, New York Times, 8. Juni 2009
- *When a pandemic isn't a pandemic*, Cohen Elisabeth, CNN, 4. Mai 2009
- *The elusive definition of pandemic influenza*, Doshi P, Bulletin of the WHO, Vol 89, Nr. 7, S. 532–538

Es kann also auch ein zu überwiegend harmlos verlaufenden Erkrankungen führender Erreger Pandemien auslösen, wenn sich die Ökonomien als ausreichend schwach erweisen oder als solche eingeschätzt werden und Therapiemöglichkeiten negiert oder einseitig ausgelegt

werden. Die Pandemie-Beschlüsse der WHO können also durchaus falsch sein. Das war schon vor wenigen Jahren bei der Vogelgrippe der Fall. Auch dieser Erreger sollte nach Meinung der Bundesregierung fähig sein, Millionen von Mitbürgern zu töten, und deswegen wurden in fürsorglicher Weise für des Steuerzahlers Millionen unwirksame Medikamente und Impfungen angeschafft. Bis heute mussten sich die Verursacher und Täter dieses kostspieligen falschen Alarms nicht verantworten, weder politisch noch juristisch noch ökonomisch.
Im Gegenteil: Die gleichen Planungsstäbe durften auch während der Corona-Epidemie wieder das Leben von Millionen Menschen beeinflussen und auf Steuerzahlers Kosten angeblich Leben retten. Allein für Deutschland liegen die Kosten der Maßnahmen anlässlich der Covid-19-Pandemie bei ca. 450 Milliarden Euro gemäß Mitteilung des *Ifo-Institutes.*[5] – Verursacht von Wissenschaftlern, die scheinbar von niemandem kontrolliert werden.
Dies wird und wurde jedoch während der sog. *SARS-CoV-2-Pandemie* nicht immer ausreichend von den Entscheidungsträgern kommuniziert. Im Gegenteil, es soll in Deutschland

und anderen Ländern dafür gesorgt worden sein, den Eindruck zu erwecken, das Coronavirus löse eine lebensgefährliche Erkrankung der Atemwege aus, die zum Erstickungstod führe. Dem Bundesinnenministerium und dem österreichischen Kanzleramt sollen solche Kommunikationsstrategien nicht fremd gewesen sein. Auch wird kolportiert, dass solche Strategien systematisch geprobt, trainiert und unterstützt wurden (vgl.: *Chronik einer angekündigten Krise*)[6].

Wenn die Ausgangs-Prämissen, also die Pandemie-Definitionen, korrekt wären, und keine anderen Ziele als der Schutz der Bevölkerung und der Infrastruktur beabsichtigt sind, wäre dagegen nichts zu sagen, wenn die Verhältnismäßigkeit und die Grund- und Menschenrechte gewahrt bleiben. Denn der beabsichtigte Schutz rechtfertigt keinesfalls jedes Mittel und schon gar keine Zwangsmaßnahmen.[7]
Kann es korrekt sein, schon Jahre vor Ausbruch einer Pandemie von fehlender Grundimmunität der Bevölkerung auszugehen, wie die Bundesregierung unter Federführung des RKI seit dem 03.01.2013 in der Bundes-

tagsdrucksache 17/12051 auf S. 62? Dies ist der Bericht der deutschen Bundesregierung an das Parlament über eine Pandemieplanung, bei der die Bundesregierung das *Robert Koch Institut* eine Pandemie mit einem ausgedachten Virus mit dem Namen *Modi-SARS* hypothetisch durchspielen ließ.[8] Diese scheinbar harmlose Drucksache liest sich rückblickend wie das Drehbuch der aktuell von der Regierung Merkel beschlossenen und rigoros durchgeführten Pandemiemaßnahmen. Das wurde inzwischen durch das sog. *Infektionsschutzgesetz* abgesichert.
Angesichts der Komplexität der juristischen und epidemiologischen Zusammenhänge und angesichts der Verbreitung von Angst und Schrecken durch die Bundesregierung frage ich mich, ob die Abgeordneten des Deutschen Bundestages dabei zustimmungsfähig waren.

Das RKI und seine Chefs sind die Statthalter der WHO und stehen – als Bundesoberbehörde – unter der Weisung der Bundesregierung. Sie erwecken jedoch in Presseerklärungen und sonstigen Mitteilungen den Eindruck bedingungsloser Neutralität. Dabei beruhen die gesamte Beratungstätigkeit und die Ausrufung des jetzigen Pandemiezustandes auf falschen Prämissen, offensichtlich auch seitens der WHO, nämlich der Annahme einer für jeden Menschen auf dieser Erde, also für die Gesamtbevölkerung gegebenen Ansteckungsgefahr durch ein angeblich nicht therapierbares und nur durch eine Impfung bekämpfbares und hochinfektiöses Coronavirus. Dies lässt die gesamte Pandemie-Planung und Verwaltung in einem anderen Licht erscheinen und nach deren Zielrichtung und Verhältnismäßigkeit fragen.

Nachdem seit Ende des Kalten Krieges die definierbaren staatlichen Feinde verloren gegangen sind, verschmelzen Militär- und Gesundheitspolitik in verschiedenen Ländern immer mehr, nicht nur in China, sondern insbesondere in den USA und jetzt auch in Deutschland. Bundesgesundheitsminister Spahn berief den Generalarzt der Bundeswehr Dr. Hans Ulrich Holtherm zum Leiter der neuen Abteilung *Gesundheitsschutz*, deren Gründung schon 2019 beschlossen worden war. Zuvor leitete dieser General eine NATO-Behörde, in der es um frühzeitige Erkennung von infektiösen Krankheiten geht sowie eine Überwachung der eingesetzten Streitkräfte. Holtherm trägt bei seiner Tätigkeit im Ministerium Uniform, leitet den Corona-Krisenstab und berät Jens Spahn beim Krisenmanagement. Er hat an diversen die Pandemie erörternden Konferenzen teilgenommen und musste sich bisher parlamentarisch nicht rechtfertigen. Er ist nicht nur medizinisch, sondern auch geheimdienstlich ebenso trainiert wie im Umgang mit Biowaffen. Seine Tätigkeit ist vergleichbar der des US-Militärs Dr. Kadlec. Dieser war Chefberater für *Biodefense* unter den US-Präsidenten George Bush und Donald Trump. 2017 wurde er Staatssekretär für Notfallmanagement im US-Gesundheitsministerium. Er hat eine General Holtherm vergleichbare Ausbildung und fiel durch folgende Aussage auf: »Werden biologische Waffen unter der Tarnung einer räumlich begrenzten oder natürlich auftretenden Seuche benutzt, lässt sich ihr Einsatz glaubwürdig abstreiten.«[9]

Mit Bildern von Särgen angeblich an Corona Gestorbener und von Beatmungsgeräten auf Intensiv-Stationen und gebetsmühlenhaft auf

Pressekonferenzen des RKI unter Leitung des Tierarztes Prof. Wieler behaupteter Inzidenzen angeblicher Ansteckungen, wurde der Eindruck einer kaum beherrschbaren tödlichen Erkrankung geweckt, für die es keine Therapie außer der Impfung gäbe.
Auch nach Mitteilung therapeutischer Möglichkeiten (*Gute Nachrichten zu Ivermectin*, DAZ online, 13.07.2020, und durch den Autor an Prof. Wieler am 23.12.2020) blieben er und seine Mitarbeiter bis heute auf dieser Linie, die sie mit Inzidenzwerten unterstützten, deren vage oder fehlende Evidenz den Verdacht falscher Tatsachenbehauptungen begründen. Dies hängt auch mit der Art und Weise zusammen, mit der der Nachweis der Erkrankung geführt wurde und wird: mittels des *Cormann-Drosten-Tests*, bei dem mit einer undefiniert gebliebenen Zahl von Zyklen mittels der hochsensiblen PCR-Methode angeblich virales Material solange vermehrt wird, bis angeblich ein Virus detektierbar ist (Näheres in *Eine Untersuchung zur SARS-CoV-2-Epidemie*).[10] Dies ist jedoch in vielen Fällen ein falsches Signal und auf keinen Fall ausreichend, eine sichere Diagnose der Corona-Erkrankung zu stellen oder

aus dieser Vorgehensweise eine meldepflichtige Erkrankung abzuleiten. Das ist eventuell ein Hinweis darauf, dass sich das auch aus einer Stellungnahme des Co-Autors des *Cormann/Drosten-Aufsatzes* und Chef eines PCR-Tests herstellenden Unternehmens ergibt: Olfert Landt. Der Chef des Unternehmens *TIB Molbiol*[11], das solche PCR-Tests produziert, aktuell bis zu zwei Millionen Stück pro Woche, betonte schon am 12.02.2021, dass seiner Einschätzung nach die Hälfte aller positiv getesteten Personen nicht infektiös seien, weil man wisse, dass Leute mit einer geringen Viruslast nicht infektiös sind.[12]

Das ist missbräuchliche und inkompetente Ausführung einer an sich seriösen Messmethode. Herr Drosten et al wurden deshalb zurecht von RA Dr. Füllmich und weiteren Rechtsanwälten weltweit mit Klagen konfrontiert.[13]

Die deutschen und amerikanischen Behörden haben die Zahl, der bei Durchführung der PCR anzuwendenden Vermehrungszyklen mehrfach adaptiert. Von Stringenz und gesicherter Validierung des Testverfahrens zum Nachweis des SARS-CoV-2 kann also nicht die Rede sein.

Das Bundeskanzleramt machte und macht sich diese Einschätzung der Erkrankungsinzidenzen durch das RKI jedoch während der gesamten Pandemie zu eigen.
Ein tatsächlicher Erregernachweis oder eine Dokumentation des Ansteckungsrisikos fand und findet, obwohl möglich, also nicht statt. Hierfür sollten sich Juristen interessieren.

Soviel zur Validität der Datenlage, die die deutschen Bundesbehörden und Ministerien und die WHO zur Basis von Entscheidungen gemacht haben, die zur Grundrechtseinschränkung für 80 Millionen Menschen in Deutschland und weltweit im Sinne eines Ausnahmezustandes seit über einem Jahr geführt haben.
Korrekt wäre ein tatsächlicher Erreger-Nachweis im Intrazellulärraum von Monozyten des Blutes gewesen.[14]
Auch bei der gemeinnützigen *Deutschen Sammlung für Zellkulturen* fand nach Kenntnis des Autors keine Hinterlegung des angeblich neu aufgetretenen Erregers statt.
Für den Nachweis von Mutanten allerdings hat das RKI gesorgt. Es betreibt mit hohem Auf-

wand das *Next Genomic Sequencing von Variants of Concern.*[15] Somit ist der Nachschub an Information über Mutanten gesichert. Die Bevölkerung kann auch dadurch beliebig in Angst und Schrecken versetzt werden und der Nachschub zur Begründung von weiterhin einschränkenden Maßnahmen durch eine unter der Weisung der Bundesregierung stehenden Behörde (RKI) ist gesichert.

Ob die Probengewinnung durch das RKI korrekt gehandhabt wird, hat niemand überprüft. Prof. Wieler und Mitarbeiter sind jedenfalls keine praktizierenden Ärzte und nur den Weisungen der Bundesregierung verpflichtet.
Das sollte schnellstmöglich aktuell und zukünftig jenseits dieser Pandemie überprüft und gegebenenfalls beendet werden, ebenso wie die Bindungskraft und Legitimität der völkerrechtlichen Verträge, die die Bundesrepublik mit der WHO geschlossen hat. Deren Entscheidungsfindung ist wenig transparent, das gilt auch für die Finanzierung. Dies garantiert den Einfluss von privaten Stiftungen und der an Impfungen verdienenden pharmazeutischen Industrie.

Für die Zukunft muss ja mit dem Auftauchen weiterer Viren gerechnet werden, darauf hat Bill Gates hingewiesen.[16] Die noch regierende Bundeskanzlerin, die für Herrn Gates jederzeit erreichbar sein soll, so als sei er ein gewählter Repräsentant eines Staates oder einer beschlussfassenden Behörde, teilt seine Meinung und Sorge und möchte den Einfluss der WHO in der Zukunft noch verstärkt wissen.[17]
In diesem Zusammenhang ist auch zu fragen, warum im Bundesgesundheitsministerium ein Generalarzt der Bundeswehr seit 1. März 2020 als Leiter der neu geschaffenen *Abteilung Gesundheitsschutz* tätig ist, warum diese Abteilung nötig ist und warum sie unter der Leitung eines Militärs steht. Einen Rechenschaftsbericht oder einen Bericht, der für Transparenz seiner Tätigkeit sorgen würde, hat er seit Beginn der Pandemie jedenfalls nicht vorgelegt. Er wurde von unseren stets der Freiheit und Uneigennützigkeit verpflichteten Parlamentariern auch nicht danach gefragt. Vielleicht sollten sie sich einmal für seinen Lebenslauf und seine Ausbildung interessieren: Generalarzt Dr. Hans Ulrich Hotherm weiß, was eine Biowaffe ist und wie man diese nutzt. Unter Um-

ständen hat er auch Einblick in die Biowaffen-Forschung. Er weiß auch, wie mit Bürgern und Untergebenen umzugehen ist, die sich undiszipliniert verhalten oder die Einschätzung der Pandemie- Ausschüsse nicht teilen. Er gehört jedenfalls zu den militärischen Planungsstäben dieser Krise und hat an vorbereitenden Sitzungen im In- und Ausland regelmäßig teilgenommen. Er hat mit den anderen Teilnehmern dieser und noch nicht bekannter Veranstaltungen den Ausnahmezustand geprobt und geübt, wie dieser kontrolliert und aufrechterhalten werden kann. Unter Umständen ist dies eine nicht legitime Militarisierung des Gesundheitswesens.

Es gibt angeblich keine Biomarker, die die Schwere eines Erkrankungsverlaufes voraussagen. Das ist falsch: Der Nachweis der bei ca. 60 Prozent der Weltbevölkerung gegebenen Grundimmunität, die eine Ansteckung von vornherein unwahrscheinlich macht, und von Antikörpern, die einen milderen Erkrankungsverlauf sicherstellen, war schon vor Ausbruch der angeblichen Seuche möglich.[18,19,20,21,22,23] Es wurde und wird in jedem Falle der Eindruck erweckt, das Coronavirus sei für jeden ansteckend. Das ist falsch. Es gibt Menschen in aller Welt, die gegen dieses Virus eine angeborene oder erworbene Grundimmunität aufweisen. Durch das Vorhandensein dieser können sie sich nicht anstecken. Falls doch, ist der Erkrankungsverlauf mild und nicht tödlich.[21, 22] Warum wird auf die Existenz der Grundimmunität und deren Messbarkeit nicht hingewiesen?

Ein in bestimmten Laboren üblicher Ansatz (Gain-of-function-Forschung) ist es, die Evolution eines (viralen) Erregers durch Manipulation seiner Gene zu beschleunigen, in der Absicht, seine Achillesferse zu evaluieren oder eine biowaffentaugliche Spezies herzustellen. Solche Forschungen fanden an Coronaviren und MERS- bzw. SARS-Viren statt, u. a. auch in den USA, bis sie angeblich von der FDA verboten wurden.[23]

Digitaler Impfpass

Dessen Einführung ist bereits in Arbeit, durch IBM, Bundesregierung et al: Da dieser in Ignoranz der a priori gegebenen oder erworbenen Grundimmunität nur zwischen Geimpften, nicht Geimpften und Genesenen sowie angeblich negativ Getesteten (bitte nur mit validierter Methode!) unterscheiden soll, ist er in Zeiten sich wiederholen könnender globaler Pandemien bald wichtiger als der Pass und der Impfstatus könnte den früheren Rassebegriff ablösen. – Hitler bereitete den Holocaust an den Juden und anderen Menschen u. a. mit dem am 18. Oktober 1935 verabschiedeten Gesetz zum Schutze der Ehegesundheit des deutschen Volkes vor (*Reichsgesetzblatt*, 1933).

Angela Merkel und ihr Corona-Kabinett brachten 2021 auf der Basis möglicherweise falscher Prämissen – nämlich der Annahme einer für jeden Menschen auf dieser Erde, also für die Gesamtbevölkerung gegebenen Ansteckungsgefahr durch ein angeblich nicht therapierbares, nur durch eine Impfung bekämpfbares und hochinfektiöses Coronavirus – Änderungen in das zeitlich unbegrenzt gültige Infektionsschutzgesetz ein, die (auch wenn formal an zeitliche Begrenzungen gekoppelt: §§ 28a Abs. 1, 28b Abs. 10 IfSG) verfassungsrechtlich so bedenklich konstruiert sind, dass das Ganze eigentlich nicht nur gesundheitlichen Interessen dienen kann. – Unsere höchsten Gerichte äußern sich nicht zur fehlenden Tatsachenfeststellung:

Die mRNA-Impfung gegen das Coronavirus ist ein experimenteller Ansatz ohne Versicherungsschutz im Falle des Ablebens und ohne jedwede Erfolgskontrolle. Sie soll Immunität gegenüber SARS-CoV-2 erzeugen. Ob sie das im Individualfall auch tut, wird nicht kontrolliert. Eine Immunität nach Impfung wird lediglich angenommen.
Auch eine Weitergabe des Coronavirus an Dritte nach Impfung kann nicht ausgeschlossen werden. Das ist umso unverständlicher, als den Regierungen eine über zehn Jahre währende Seuchenplanung vorlag und man mit dem Auftreten eines SARS-ähnlichen Virus gerechnet hatte.

Zeitgleich mit dem Auftreten oder noch zuvor hatte Prof. Drosten die PCR-Methode, ursprünglich erfunden von Prof. Gary Mullis, so adaptiert oder manipuliert, dass er behaupten konnte, damit das Coronavirus nachweisen zu können. Dass dies zweifelhaft ist, hat Rechtsanwalt Egger in einer Untersuchung zur SARS-CoV-2-Epidemie dargelegt.[24]
Das verhindert nicht, dass in aller Welt Pandemie-Maßnahmen aufgrund bloßer PCR-Testergebnisse verhängt wurden und werden. Zum ersten Male in der Medizingeschichte wurden die Regeln für korrektes Diagnostizieren einer Infektion und Erkrankung durch Regierungen und Parlamente ignoriert, wie auch die Untersuchung von Matthes Egger zur SARS-Cov-2-Epidemie und den rationalen Grundlagen der aus ihrem Anlass getroffenen rechtlichen Maßnahmen in Deutschland zeigt.

Die PCR-Testergebnisse sind bis heute die Basis von Inzidenzen ohne Evidenz. Die Regierungen und die WHO weigern sich, daraus die korrekten Schlussfolgerungen zu ziehen, ja im Gegenteil, man plant schon für die nächsten Wellen und die nächsten Pandemien.

Die Bürger der Welt müssen sich also auf weitere pandemische Maßnahmen einstellen, insbesondere auf wiederholte Impfangebote, die so vehement vorgetragen werden, dass sie eher eine latente Impfpflicht erzeugen und das mit nur notfallmäßig zugelassenen Impfstoffen. Von Freiwilligkeit und reiflicher Überlegung, damit eine Entscheidung für oder gegen das Impfen ohne Zwang erfolgen kann, wie es der *Kodex von Nürnberg* gebietet, kann nicht die Rede sein. Und dies, obwohl es Möglichkeiten der Prophylaxe gibt:

- Spülungen des Nasen/Rachen-Raumes zur Reduktion der Virus-Last.
- Präventiver Einsatz von Medikamenten, die die Vermehrung des Virus zuverlässig verhindern und insbesondere die Entstehung einer Lungenentzündung verhindern können.[25]

Die WHO, das RKI und die Bundesregierung ignorieren auch die Grundimmunität. Diese ist angeboren und kann kontrolliert werden. Ist das Gen für den NKG2C-Rezeptor in den lymphozytären NK-Zellen vorhanden, werden Corona-Viren von den NK-Zellen unabhängig vom Impfstatus erkannt und eliminiert.[26]

Der Nachweis der angeborenen oder erworbenen Grundimmunität[27] ist gegenüber einem unkontrollierten Impfstatus ein herausragendes Alleinstellungsmerkmal.
Warum sollten sich Menschen impfen lassen, oder eingeschränkt werden, insbesondere wenn sie grundsätzlich gegen SARS-Cov-2 immun sind?
Menschen mit nachgewiesener angeborener Immunität dürfen auch gegenüber Menschen mit unkontrolliertem Immunstatus nicht diskriminiert werden, denn die angeborene Grundimmunität bedingt eine a priori gegebene Corona-Resistenz, die durch die bisher verfügbaren Impfungen erst erreicht werden soll, aber wahrscheinlich nicht erreicht werden kann oder sogar gefährdet wird. Impfungen können nämlich konkurrierende Antikörper erzeugen, die die Viren bei nachfolgenden Infektionen nicht neutralisieren, sondern beim Eindringen in Monozyten noch unterstützten. Man nennt dieses Phänomen *Antibody Dependent Enhancement* (ADE).[28]
Hinzu kommt, dass diese Impfungen nur über eine vorläufige Notzulassung verfügen und nicht ausreichend sicher sind. Da die sich häu-

fenden Nebenwirkungen nur unzureichend und keinesfalls vollständig von den staatlichen Nebenwirkungsregistern erfasst werden, gibt es keine legitime juristische Basis für (faktische) Impfpflichten oder einseitige Erteilung von Privilegien an Geimpfte bzw. Diskriminierung nicht geimpfter Menschen.
Ein Impfpass, der nur unterscheidet zwischen *geimpft, genesen* oder *negativ getestet* ist eine Dokumentation der Diskriminierung. Nur ein Impfpass, der auch die Grundimmunität erfasst,[29] könnte legitim sein.
Hinzukommt, dass bei der bisherigen von der WHO gesponserten und den meisten Regierungen übernommenen und sogar mit Zwangsmaßnahmen verfolgten Strategien die Möglichkeit der medikamentösen Prophylaxe und Therapierbarkeit der Erkrankung (COVID-19) mit Medikamenten der Benzamid-Klasse (Ivermektin, Nitazoxanid) ignoriert oder sogar konterkariert wird.[30] Man kann dies staatlich angeordnete unterlassene Hilfeleistung nennen.

Kaum war die Corona-Pandemie verkündet und den Menschen in aller Welt der drohende

Tod durch Ersticken vor Augen geführt worden, erfolgte, beispielsweise durch den Leiter der *Robert Koch Institutes*, Prof. Wieler (Tierarzt) oder Gesundheitsminister Jens Spahn, die beide noch nie einen Menschen diagnostiziert, betreut, behandelt oder geheilt haben und deren Behörden nach Weisung der Bundesregierung arbeiten, die *beruhigende* Ankündigung, es gäbe bald Impfstoffe, die Erlösung von der Seuche versprächen. Die gleiche Ankündigung machte wiederholt die Bundeskanzlerin. Hinweise darauf, dass und wie nach einer auf Basis bloßen Nukleinsäurenachweises mit PCR-Tests unterstellten *Infektion* die davon betroffenen Menschen sich selbst helfen und einer Erkrankung bzw. Verschlimmerung einer etwaigen tatsächlichen Infektion vorbeugen könnten, erfolgten bis heute nicht. Dafür hängen vom Impfstatus inzwischen die Freiheits- und Existenzrechte ab.

Was sind das für Impfstoffe, die angeblich den Erhalt der Gesundheit und jedenfalls die Wiederherstellung teilweiser Freiheiten garantieren sollen?

Was unterscheidet die mRNA- und die Vektor-Impfstoffe von den bisherigen und sorgfältig getesteten Impfstoffen?

Bei den mRNA- und Vektor-Impfstoffen wird mittels liposomal verpackter mRNA (*BionTech/Pfizer, Moderna*) oder im Falle der Vektor-Impfstoffe (*AstraZeneca, JansenCilag/Johnson&Johnson*) mittels adenoviraler Fähren ein Bauplan in die Zelle eingebracht, der diese zwingt, einen angeblich harmlosen[31] Bestandteil des Coronavirus herzustellen, das SPIKE-Protein. Dieses ist jedoch alles andere als harmlos: Es ist der große Penetrator, also das Molekül, mit dem das Virus in die Zelle eindringt.

SPIKE-Proteine

Nach mRNA-Injektion in die humane Muskelzelle beginnt diese, im Intrazellulärraum pathogene (krankheitsauslösende) SPIKE-Proteine herzustellen, unter Einsatz und Verbrauch von Energie und Molekülen einer an sich gesunden Zelle. Es ist wichtig zu wissen, und darauf wird bisher nicht hingewiesen und auch nicht aufgeklärt, dass virale SPIKE-Proteine *Feinde* der Mitochondrien sind, da sie toxisch für sie sind. Die Mitochondrien sind die lebenswichtigen Energieaggregate der Zellen. Sie sorgen für die zelluläre Atmung. Im Falle der Beschädigung der Mitochondrien kann die Zelle zugrunde gehen oder irreparable Schäden erleiden. Nach Beschädigung der Mitochondrien versucht die Zelle, diese in den Extrazellulärraum auszuscheiden. Sie kann sich dabei der Vesikelbildung bedienen.

Die Anwesenheit fremder mRNA und wenig später feindlicher SPIKE-Proteine ist für die Zelle nicht normal: Dies bringt die Zelle vielmehr in einen anormalen Ausnahmezustand und dieser setzt sich nach Ausschleusung der SPIKE-Proteine in den Extrazellulärraum des

Plasmas fort: Noch bevor diese freigesetzten SPIKE-Proteine Kontakt mit den B-Lymphozyten des Körpers aufnehmen können, um dann dort die angeblich vor einer Corona-Infektion schützende Antikörper-Herstellung auszulösen, interagieren die SPIKE-Proteine mit den Gefäßwandzellen, den Endothelzellen, und zerstören oder beeinträchtigen den ACE2-Rezeptor der Endothelzellen. Ebenso den ACE2-Rezeptor auf den Blutplättchen (Thrombozyten) und den Neurogliazellen. Diese Verbindung löst Zelluntergänge (Apoptose) und Fusionen in den Endothelzellen sowie Entzündungen der Endothelzellen aus, zumal nach Einschleusung von mRNA in den Intrazellulärraum in diesem vermehrt Entzündungsmediatoren wie TNF und Interferon-1 freigesetzt werden.

Dass kleinste Mengen von SPIKE-Proteinen eine Fusion von Endothelzellen auslösen, haben Theuerkauf et al mitgeteilt,[32] jedoch nicht, was das für die Sicherheit des Impfens von mRNA bedeutet. Insofern kann man davon ausgehen, dass hierüber bisher bei den für die Impfzulassung zuständigen Behörden (*Paul-Ehrlich-Institut*, *Europäische Arzneimittel-*

agentur, FDA, CDC) kein ausreichendes Wissen vorhanden ist oder dieses nicht kommuniziert werden soll.

Aufgrund des Andockens von SPIKE-Proteinen an ACE2-Rezeptoren der Endothelien kommt es dann zu einer quantitativen und qualitativen Störung des den Blutdruck regulierenden Angiotensin-Systems.
Diese Pathomechanismen, die bisher offensichtlich nicht bekannt waren oder nicht bekanntgemacht werden, erklären zum Teil die Auslösung von Thrombosen und Gefäßentzündungen in verschiedenen Arealen des Körpers: Bauchraum, Lunge, Gehirn.
Es ist also alles andere als trivial, mit künstlich hergestellter mRNA den Syntheseapparat der Zelle dazu zu zwingen, fremde Antigene, noch dazu virale Antigene, herzustellen und in den Extrazellulärraum auszuschleusen – und all dies ohne kontrolliert zu haben oder in Zukunft zu kontrollieren, was im Intrazellulärraum strukturell und funktionell nach Einschleusung der Impf-RNA geschieht.
Wie kann man diese mRNA-Einschleusung als *zumutbar sichere Impfung* bezeichnen? Diese

Frage muss gestellt werden an PEI, EMA, CDC und FDA.

Das SPIKE-Protein (und seine erzwungene Herstellung) löst in bestimmten Kompartimenten der Zelle gefährliche Strukturveränderungen aus. Mag sein, dass man das versucht hat, das durch Einsatz mutierter SPIKE-Proteine zu verhindern, aber ausreichend lang oder sorgfältig getestet hat man das nicht.
Und so ist es wahrscheinlich, dass zumindest geringe Mengen des SPIKE-Proteins die Zelle nach seiner Herstellung wieder verlassen und ins Blutplasma geraten. Das ist sicher der Fall, denn sonst könnten die Lymphozyten keine Antikörper gegen das neu synthetisierte SPIKE-Protein herstellen.
Doch es geraten aufgrund einer impfbedingten Schädigung auch die Energieaggregate der Zellen, die Mitochondrien ins Plasma und das mit – durch die intrazelluläre Herstellung der SPIKE-Proteine beschädigter (fragmentierter) – Membran. Das führt zu einer Entzündung der Zellen der Blutgefäße, den Endothelzellen, also zu einer Endotheliitis mit gefährlichen Folgen wie Durchblutungsstö-

rungen und der Entstehung von Thrombosen. Zu dieser Endotheliitis tragen die freigesetzten SPIKE-Proteine und die freigesetzten beschädigten Mitochondrien bei.[33]

Darüber hinaus stören die SPIKE-Proteine die Tätigkeit der lebenswichtigen ACE2-Rezeptoren auf den Endothelzellen und beeinträchtigen die Homöostase des Renin-/Angiotensin-Systems der Kreislaufregulation. Das ist so gravierend, dass es verwunderlich ist, dass nicht noch mehr Menschen an dieser Impfung sterben.

Durch die Freisetzung der SPIKE-Proteine werden Antikörper vom B-Lymphozyten gebildet und die T-Lymphozyten alarmiert. Das kann zu einer immunologischen Fehlreaktion und zum ADE-Phänomen, d. h. der Infektionsförderung durch Antikörper führen.

Diese bei der Testung der Impfstoffe nicht lang genug untersuchte Phänomene erklären, warum nach erfolgter Impfung immer mehr Menschen in aller Welt, beispielsweise Horst Seehofer, doch an Corona erkranken.

Zusammenfassung der Pathophysiologie von mRNA-Impfungen:

Nach Einschleusung der mRNA in die Zelle durch die Impfung erfolgt

- eine Kompartmentierung im endoplasmatischen Retikulum des Intrazellulärraumes und eine Umstrukturierung des Endomembran-Systems der vorher gesunden Zelle
- eine Fraktionierung mitochondrialer Membranen
- eine Beeinflussung mitochondrialer Signalketten bekannter und noch unbekannter Art
- Untergänge von Mitochondrien
- Zytokinfreisetzung (z. B. TNF, Interferon 1)
- Vesikelbildung
- Freisetzung von SPIKE-Proteinen
- Fusionierung und Beschädigung von Endothelzellen
- Untergang von Endothelzellen
- Entzündung von Endothelzellen
- quantitative und qualitative Veränderungen der endothelialen ACE2-Rezeptoren
- Veränderung des Angiotensin-Systems

Der Autor hat Prof. Wieler, die EMA und Prof. Cichuthek, den Leiter der Impfbehörde, mehrfach auf diese Gefahren und diese pathophysiologischen Zusammenhänge hingewiesen.[34] Er erhielt keine ihn widerlegende Antwort und keine Antwort, die eine naturwissenschaftliche Auseinandersetzung mit den aufgeworfenen Fragen erkennen lässt. – Das gilt für RKI, PEI und EMA. Prof. Cichuthek geht wohl inzwischen selbst von einer Schädigung der Endothelzellen aus.[35]

Ich möchte deutlich machen, dass es trotz dieser schwerwiegenden und in nicht wenigen Fällen tödlich verlaufenden Nebenwirkungen auch Menschen gibt, denen diese Impfung entweder nutzt oder zumindest nicht schadet. Doch kann man das vorher nicht feststellen, weshalb ich ein anderes Impfkonzept fordere, z. B. Tot-Impfungen oder zumindest Impfungen mit außerhalb der Zelle hergestellten SPIKE-Proteinen.

Beachtlich und evtl. zukunftsweisend könnten auch Impfstoffe sein, die die T-Zellen gegen das Coronavirus aktivieren. Aber auch hier muss sehr sorgfältig entwickelt und getestet werden, um den Verlust der Immuntoleranz, also die Induktion einer Autoimmunität oder Mutationsdruck auf das Virus zu minimieren. Insgesamt spricht nach meiner Einschätzung die Abwägung von Nutzen und Risiken der aktuell in der BRD zugelassenen Impfungen betreffend SARS-CoV-2 gegen diese, zumal es Möglichkeiten der Prophylaxe und Therapie des Virus ohne Impfung gibt. Diese Nutzen-Risiko-Abwägung ist auch deshalb so wichtig, weil zu befürchten steht, dass die rigorose Durchimpfung von Millionen Menschen mit diesen mRNA- und Vektorimpfstoffen beibehalten und in Zukunft wiederholt und intensiviert werden soll.

Bekannte und unbekannte Risiken proteomischer und genomischer Impfstoffe gegen SARS-Cov-2 infolge des molekularen Designs und als Folge verkürzter Prüfphasen

Was Coronaviren und mRNA-Impfungen in humanen Zellen auslösen:
Es besteht die Notwendigkeit, coronavirale Infektionen bei jenen Menschen zu behandeln, die nicht über eine natürliche Grundimmunität verfügen. Eine Impfung stellt aber keine Behandlung einer Infektion dar, sondern nur den Versuch einer Vermeidung.
Dieser Versuch muss jedoch freiwillig und zumutbar sicher erfolgen können. Das heißt, dazu eingesetzte Impfstoffe müssen erwiesenermaßen sicher sein und im Falle von dennoch auftretenden Nebenwirkungen muss die pathophysiologische Ursache bekannt sein oder erforscht werden.
Ein anderes Vorgehen ist ein Verstoß gegen den Nürnberger Kodex (*Nuremberg Code*)[36].

Über eine natürliche Grundimmunität gegenüber Coronaviren verfügen mindestens 50 % der Weltbevölkerung.[37]

Diese beruht auf T-Lymphozyten und NK-Zellen mit dem Rezeptor NKG2C [38]. NK-Zellen, die diesen Rezeptor aufweisen, erkennen und vernichten Coronaviren zuverlässig und unabhängig vom Antikörperstatus. Menschen, die über diese Grundimmunität verfügen brauchen nicht geimpft zu werden,[39] im Gegenteil, diese erfahren durch Impfung Nachteile, beispielsweise die Bildung neuer Antikörper, die mit den natürlicherweise vorhandenen konkurrieren können und entweder das ADE-Phänomen auslösen[40] oder eine Beeinträchtigung der Abwehr durch Opsonierung.[41]
Wie wir heute wissen, kommt es zu schweren Verläufen mit Endothelschäden und Pneumonien hauptsächlich bei Menschen mit fehlendem NKG2C-Rezeptor.

Durch über 31 Studien im Verlauf der letzten Monate und durch meine Anwendungen konnte gezeigt werden (Clinicaltrialsgov.com Ivermectin), dass mit dem Antiparasitikum *Ivermectin* und dem Benzamid-Molekül *Nitazoxanid* Präventierbarkeit und Therapierbarkeit gegen alle Corona-Stämme gegeben ist.[42]

Etwa fünf Tage nach Einsatz von Ivermectin verschwinden die Atemwegssymptome und die diese auslösende Endotheliitis im Bereich der Lungenkapillaren und nach durchschnittlich neun Tagen der Einnahme verschwindet eine vorher positive PCR wieder,[43] da sich intrazellulär keine Viren mehr bilden.

Ivermectin ist ein Polymerase-Inhibitor, *Nitazoxanid* inhibiert die Entzündungsproteine.[44] Beide Medikamente verhindern, dass sich in den zellulären Kompartimenten einer infizierten Zelle coronavirale Moleküle, beispielsweise SPIKE-Proteine bilden und freigesetzt werden.

Anders verhält sich dies bei Anwendung der mRNA-Impfung gegen SARS-CoV-2: Auf mRNA-Applikation in die Zelle beruhende Impfstoffe, wie der von *Biontech/Pfizer*, greifen in den Energie- und Struktur-Haushalt der Zelle ein; es bilden sich wie nach einer Infektion mit dem SARS-CoV-2-Virus Replikationsorganellen, in denen sich das Virus respektive die genetische Information für das SPIKE-Protein des Virus vermehren kann.[45] Dazu benötigen die Viren resp. das SPIKE-Protein die Oberfläche von Membranen. Das

Virus und der Impfstoff holen sich diese Membranen von den Zellen.

Das führt zu einer bisher ignorierten Veränderung des endoplasmatischen Retikulums und des Golgi-Apparates der Zellen. Diese Membranveränderungen schädigen auch die Mitochondrien. Geschieht dies in leukozytären Monozyten, platzen diese oder setzen Mitochondrien frei oder auch exosomale Vesikel, beladen mit mRNA und neugebildeten SPIKE-Proteinen.[46]

Mitochondrien, freigesetzte mRNA und SPIKE-Proteine sind jedoch starke Immunogene.[47] Es konnte gezeigt werden, dass durch die Corona-Impfung, insbesondere durch die mRNA- und die dann konsekutiv gebildeten SPIKE-Proteine, Mitochondrien dermaßen gestresst werden, dass sie ins Blutplasma sezerniert werden und dann im Bereich des Endothels zu einer Entzündung (Endotheliitis) und zu Apoptose führen.[48] Es kann also durch die mRNA-Impfung in kurzer Zeit eine immunologische Toleranzstörung, eine sog. *Autoimmunität* entstehen.

Hinzu kommt, dass freigesetzte SPIKE-Proteine sich mit den ACE-2-Rezeptoren verbinden, die

auf Endothelzellen, Thrombozyten und Neurogliazellen vorkommen. Diese Verbindung löst schon in kleinsten Mengen von SPIKE-Proteinen Zelluntergänge der Endothelzellen aus und eine Unterbrechung der mitochondrialen Signalketten.[49] Gleiches geschieht im Bereich der Thrombozyten und der Neuroglia.
Durch die Besetzung der ACE2-Rezeptoren mit SPIKE-Proteinen kommt es auch zu einer Überaktivierung des Renin-Angiotensin-Systems mit starkem Blutdruckanstieg. Dies und die Endotheliitis erklärt Herzinfarkte, Schlaganfälle und Massenblutungen als Impffolge, ebenso die sich häufende Zahl von Myocarditiden.

Diese pathophysiologischen Phänomene sind bisher angeblich kaum oder nicht bekannt; falls doch ist zu fragen, warum von den Aufsichtsbehörden zu den meist tödlichen Impfschäden keine pathophysiologische Erklärung bekannt gegeben wird.
Sollten die von mir dargelegten Phänomene in ihrer Kausalität negiert werden, werden die Behörden gebeten, entsprechende Versuche vorzulegen (Beweislast-Umkehr).

Impfungen von Kindern sind meines Erachtens unter Würdigung dieser molekularen Mechanismen nicht länger zu verantworten.[50] In meinen Augen genügen bereits Tierversuche, um die Gefährlichkeit der Verwendung humaner und Säugetierzellen zur Impfstoff- oder sonstigen Antigen-Herstellung per eingeschleuster mRNA zu dokumentieren. Auch halte ich es für nötig, die Empfänger der Impfungen ab sofort entsprechend aufzuklären und Zweit- oder Folgeimpfungen zu unterlassen oder zumindest unter zusätzlichen Aufklärungsvorbehalt zu stellen.

Ich fasse die mRNA-Impfstoff-Nebenwirkungen unter dem Begriff *toxisches mRNA-Syndrom* zusammen:
Insgesamt erzeugt das SARS-CoV-2 also eine Endotheliitis und die Erzeugung von SPIKE-Proteinen Zelluntergänge im Bereich der Endothelien, Thrombozyten und eine Neuropathie.
COVID-19 und bestimmte mRNA-Impfungen lösen also weniger eine Atemwegserkrankung aus, als vielmehr eine potenziell tödlich verlaufende Gefäßerkrankung.

Die Impfstoffe regulierenden Behörden (EMA, PEI) und die WHO werden aufgefordert, dies der Weltöffentlichkeit entsprechend nachvollziehbar und transparent zu kommunizieren, um nicht den unzutreffenden Eindruck zu erwecken, coronavirale Infektionen seien allein durch Impfungen sicher zu beherrschen.

Ausblick: Umgang mit künftigen Pandemien auf lokaler und internationaler Ebene

Viren sind sich selbst regulierende Systeme, solange nicht manipulativ eingegriffen wird. Solche Eingriffe können Gain-of-function-Manipulationen sein oder Impfungen, die die natürliche Immunitätslage ignorieren oder zum Nachteil verändern. Auf diese Weise wird aus einer Epidemie eine Pandemie.
Bevor aus einem epidemischen Geschehen ein pandemisches Geschehen durch WHO-gestützte Ausrufung eines pandemischen Notstandes wird, sollte der Erreger und seine Infektiosität bekannt sein. Das war bei SARS-CoV-2 nur teilweise der Fall.
Die Legitimität und Seriosität der Arbeit der WHO ist mit allen Mitteln zu überprüfen. Die Gültigkeit der mit ihr geschlossenen Verträge ist zu hinterfragen. Sie ist nicht in der Lage Infektionskurven, die chaotischen Mustern folgen, zu erklären oder zu verhindern. Es fehlt ihr an überprüfbaren Hypothesen, die das Auf und Ab des Pandemiegeschehens erklären. Insofern hat ihre Tätigkeit mehr Schaden als Nutzen gestiftet.

Gleiches gilt für die Pandemiepläne der Bundesregierung, die unter der Ägide des RKI entwickelt und durchgeführt wurden.
Man kann sagen, dass die Welt ohne die WHO und die Tätigkeit des RKI sicherer wäre und weniger ökonomische und gesundheitliche Schäden erlitten hätte, da es sich bei SARS-CoV-2 um eine mit Medikamenten präventierbare und behandelbare Erkrankung handelt. Der Einsatz dieser Medikamente wurde durch die WHO, das CDC, die FDA, das RKI und die EMA behindert. Zumindest steht dieser Verdacht im Raum. Dies erklärt auch die Insuffizienz der Maßnahmen, deren Effizienz bis heute von der Bundesregierung weder hinterfragt noch kontrolliert wird.

Die Politisierung der Pandemie ist unerträglich und sollte untersucht werden.
Laut einer 2015 vom deutschen Arzt Wolfgang Wodarg publizierten Kritik wurde der Pandemieplan der WHO 1999 von industriegesponserten Experten verfasst und 2007 als internationale Gesundheitsvorschrift (IHR 2) vorgeschrieben.[51]
Auch die wissenschaftlichen Dienste des Deutschen Bundestages schrieben im März

2019 in einem Sachstandsbericht zur WHO: *In der Vergangenheit sah sich die WHO zunehmend der Kritik ausgesetzt, wonach externe nicht staatliche Akteure wie Unternehmen oder Stiftungen Einfluss auf das operative und normative Geschäft der WHO ausübten und dieses für ihre eigenen Zwecke instrumentalisierten.*[52]

Militarisierung des Gesundheitswesens

Diese schreitet offensichtlich zumindest in den USA und Deutschland fort (der US-Militär Kadlek fungiert als Berater in Sachen *Biodefense* der US-Regierung). Auch zu fragen und zu überprüfen ist, ob Generalarzt Holtherm für eine Verknüpfung militärischer mit zivilen Interessen im Bundesgesundheitsministerium zuständig ist und von wem er dabei wie kontrolliert wird. Da er auch der NATO und möglicherweise geheimen Diensten verpflichtet ist, dürfte diese Kontrolle kaum möglich sein. Dies wäre jedoch rechtlich und sicherheitspolitisch ein unhaltbarer Zustand.

In diesem Zusammenhang ergeht vom Autor noch einmal der Appell, wachsam zu sein und von einer transparenten Taskforce überprüfen zu lassen wer, wo und wie innerhalb und außerhalb der WHO mit jenen Erregern umgeht und diese erforscht, die von der WHO (Stand Mai 2020) als mögliche Pandemieauslöser priorisiert werden:

- SARS-CoV-2
- Krim-Kongo-Fieber
- Ebolafieber

- Marburgfieber
- Lassafieber
- MERS-CoV
- Hendra-Virus
- Nipah-Virus
- Rifftalfieber
- Zikafiber
- Dengue-Virus
- Disease X

In diesem Zusammenhang ist noch einmal beachtlich und relevant, dass jene viralen Polymeraseinhibitoten wie Ivermectin und Nitazoxanid,[53]die sogar eine gewisse Wirksamkeit gegen das Ebolavirus aufweisen und erst recht gegen Covid-19, nicht ausreichend gefördert oder vorgehalten werden. Sie gehörten nach Meinung des Autors auf die Liste der *Essential Drugs* der WHO.

Impfungen dagegen sind keine *Essential Drugs*, auch wenn sie von den Pandemieplanern als solche beworben werden. Hier ist es auch bedeutsam, dass ohne Nachweis der tatsächlichen Datenlage der Immunität von Anfang an vom RKI und der WHO davon ausgegangen wurde und weiterhin wird, dass

die Bevölkerung über keine Immunität gegenüber Covid-19 verfügt.[54] Das widerspricht den Naturgesetzen und ist eine zumindest fahrlässig falsche oder bewusst falsche Planungsgrundlage.
Auch nach Christian Drosten, der die Bundesregierung und Länderregierungen berät,[55] ist seit Ausrufung der Pandemie der wichtigste *blinde Fleck* die – zwischenzeitlich allerdings von Ioannidis und Doshi mit den hier referierten Ergebnissen untersuchte – Frage nach einer *Hintergrundimmunität.* Es suggerierten nämlich schon früh bestimmte Studien an der zellulären Immunität, dass Personen, die nie Kontakt mit dem SARS-CoV-2-Virus hatten, dennoch im Laborversuch zumindest eine Reaktivität ihrer T-Gedächtniszellen zeigen, also dass sie, wenn auch evtl. schwach ausgeprägt, aber doch nachweisbar, ein *Immungedächtnis gegen ein Virus haben, das sie nie kennengelernt haben.*[56] Nach Meinung des Autors stellt dies den Tatbestand der Täuschung der Öffentlichkeit dar.

Die UNO hat sich während der Pandemie eher abwartend passiv verhalten und den Kurs der

WHO unterstützt. Ein eignes intellektuelles Bemühen, sich mit der sog. *Seuche/Pandemie* auseinanderzusetzen, ist nicht offenbart worden.

Impfpässe sind diskriminierend ausgelegt und tragen der Tatsache der Grundimmunität [57] nicht Rechnung. In ihrer bisherigen Auslegung sind sie ein Beitrag, um Druck auf die Menschen auszuüben, sich impfen zu lassen. In diesem Zusammenhang ist beachtlich, dass sich die Ansichten von Prof. L. Wieler in Sachen *Kontrolle der Bevölkerung* durch eine Tracing-App mit denen des Chefs des Bundesnachrichtendienstes decken sollen. Druck auszuüben, auch mit elektronischen Mitteln, ist jedoch ein Verstoß gegen den Kodex von Nürnberg.
Tatsächlich hat der Bürger ein Recht, seine Gesundheit nur mit verhältnismäßigen und sicheren Mitteln schützen zu lassen. Die Ausrufung nationaler oder globaler Impfpflichten mit experimentellen Molekülen (mRNA) gehört sicher nicht dazu.
Gerade in Zeiten, in denen der Staat eine Pflicht zur Gesundheit aufbaut und sogar Kin-

der verpflichten möchte, sich notfalls gegen den Willen der Eltern impfen zu lassen, sind die Rechte des Menschen auf Individualität und Integrität unter unbedingter Beachtung des Nürnberger Kodex wichtiger denn je. Diese werden schon missachtet, wenn leichtfertig für das Impfen mit experimentellen Molekülen geworben wird. Eine ausreichende und aufrichtige Beratung in Bezug auf das Impfen ist geboten.

Molekulare Impfstoffe – d. h. Impfstoffe, die eine menschliche Zelle dazu zwingen, pathogene Antigene herzustellen – dürfen nur nach vollständiger Testung zugelassen werden und nur dann, wenn bewiesen ist, dass die vom Autor aufgelisteten pathophysiologischen Nebenwirkungen der mRNA-Impfstoffe nicht gegeben sind. Dabei ist zu überlegen, ob jene Behörden, die für die bisherige Pandemieplanung inkl. der Planung der Zusammensetzung der Impfstoffe verantwortlich sind, eine ausreichende strukturelle und mentale Unabhängigkeit aufweisen und wie diese kontrolliert wird. Dies gilt insbesondere für die WHO, die EMA, innerhalb dieser insbesondere für die *Vaccine Expert Group*, für das PEI (*Paul Ehr-*

lich Institut), RKI (*Robert Koch Institut*), die FDA und das CDC. Finanzielle Verflechtungen mit der Industrie und Stiftungen sind offenzulegen.

Die Militarisierung der Pandemieplanung und Impfstoffforschung sowie Beschaffung ist zu kontrollieren. So ist die Tätigkeit des Generalarztes Holtherm im Bundesgesundheitsministerium der Öffentlichkeit zu erklären, ebenso die Beteiligung der Forschungsorganisation des amerikanischen Verteidigungsministeriums (DARPA) an der deutschen Impfstoffforschung sowie -herstellung.

Literatur und Fundstellen

[1] *Was ist eine Pandemie*, Mitteilung des RKI vom 10.06.2009, rki.de/shared docs

[2] *Coronavirus-Krankheit-2019*, Falldefinitonen des RKI, Stand 23.12.2020

[3] *Was ist eine Pandemie*, Mitteilung des RKI vom 10.06.2009, rki.de/shared docs

[4] Deutscher Bundestag, Wissenschaftliche Dienste: *Sachstand Weltgesundheitsorganisation*, Aktenzeichen WD 2 -3000-013/19, Stand vom 14. März 2019

[5] Mitteilung des Ifo-Institutes 2020, 73, Nr. 04

[6] *Chronik einer angekündigten Krise*, Schreyer, Paul, Westend

[7] *Not und Gebot, Grundrechte in Quarantäne*, Prantl, C. H. Beck Verlag

[8] Die Risikoanalyse *Pandemie durch Virus Modi-SARS* wurde unter fachlicher Federführung des Robert Koch-Instituts und Mitwirkung weiterer Bundesbehörden durchgeführt. u. a. Bundesamt für Bauwesen und Raumordnung, Bundesamt für Bevölkerungsschutz und Katastrophenhilfe, Bundesamt für Sicherheit in der Informationstechnik,

Bundesanstalt für Landwirtschaft und Ernährung, Bundesanstalt Technisches Hilfswerk, Bundesnetzagentur, Paul-Ehrlich-Institut, Streitkräfteunterstützungskommando der Bundeswehr.(BT-Drcks. 17/12051, S. 5)

[9] Lt. Col. Robert P. Kadlec: *Twenty-First-Century Germ Warfare*, in Barry R. Schneider: *Battlefield of the future, 21st Century Warfare Issues*, Revised Edition Sept. 1998, S. 228, 248

[10] *Eine Untersuchung zur SARS-CoV-2 Epidemie*, M. Egger, tredition

[11] Ein Unternehmen, dessen Mitarbeiter (Corman Victor M, Landt Olfert, Kaiser Marco, Molenkamp Richard, Meijer Adam, Chu Daniel KW, Bleicker Tobias, Brünink Sebastian, Schneider Julia, Schmidt Marie Luisa, Mulders Daphne GJC, Haagmans Bart L, van der Veer Bas, van den Brink Sharon, Wijsman Lisa, Goderski Gabriel, Romette Jean-Louis, Ellis Joanna, Zambon Maria, Peiris Malik, Goossens Herman, Reusken Chantal, Koopmans Marion PG, Drosten Christian) an *Detection of 2019 novel coronavirus (2019-nCoV) by real-time RT-PCR* mitgewirkt haben; https://doi.org/10.2807/1560-7917.ES.2020.25.3.2000045.

[12] Simone Schamann, PCR-Test-Hersteller, *Die Hälfte aller Corona-Positiven ist nicht ansteckend*, Nordkurier vom 17.02.2021, https://www.nordkurier.de/politik-und-wirtschaft/die-haelfte-aller-corona-positiven-ist-nicht-ansteckend-2241827212.html; Leon Schmitt, Corona: *Streit um PCR-Test – Hersteller fordert mehr Mut vom Robert Koch-Institut (RKI)*, Fuldaer Zeitung vom 12.01.2021, https://www.fuldaerzeitung.de/fulda/corona-pcr-test-infektioes-robert-koch-institut-rki-berlin-tib-molbiol-olfert-landt-90132220.html

[13] AZ 27 O 436/20

[14] Wissenschaftliche Presseerklärung von U. Kübler und Prof. E. Stähler vom 30.06.2020: *COVID 19 Coronaviren können eine tödliche Endotheliitis auslösen*

[15] SARS-CoV-2-Varianten: *Evolution im Zeitraffer*, Oh et al, Dt. Ärzteblatt 18.05.2021

[16] Bill Gates warnt vor *zehnmal so schlimmen* Epidemien, die es in der Zukunft geben könnte, EuroNews 27/01/2021

[17] *Merkel wirbt für Internationalen Pandemievertrag*, FAZ 24.05.2021

[18] *T-Zell Reaktivität vernachlässigt*, DAZ online 14.10.2020

[19] *Assessment of copy-number variation in the NKG2C receptor gene, using standard polymerase chain reaction*, Moraru, M Tissue Antigens ISSN 0001-2815, 2012

[20] *Deletion oft the NKG2C receptor encoding KLRC2 gene and HLA-E variants are risk factors for severe Covid-19*, Vietzen, H et al, Genetics in Medicine 2021

[21] *Less severe course of COVID-19 is associated with elevated levels of antibodies against seasonal human coronaviruses OC43 and HKU1*, Dugas M, International Journal of Infectious Diseaese105 (2021) 303–306

[22] *Covid-19: Do many people have preexisting immunity?*, Doshi, P, BMH 2020; 370 doi)

[23] *USA gibt kontroverse Virenforschung frei*, Spektrum.de, 20.12.2017

[24] Matthes Egger: *Eine Untersuchung zur SARS-CoV-2 Epidemie und den rationalen Grundlagen der aus ihrem Anlass getroffenen rechtlichen Maßnahmen in Deutschland- mit Befragung der Bundes- und Landesregierungen*, tredition

[25] *Gute Nachrichten zu Ivermectin*, DAZ online 13.07.2010;

Ivermectin und Nitazoxanid – Kombinationstherapie für Covid 19, clinicaltrials registry 10.11.2020; *Review oft he Emerging Evidence Demonstrating the Efficacy of Ivermectin in the Prophylaxis and Treatment of Covid-19*, Kory, P et al FLCCC Alliance

[26] *Assessment of copy-number variation in the NKG2C receptor gene, using standard polymerase chain reaction*, Moraru, M Tissue Antigens ISSN 0001-2815, 2012; *Deletion oft the NKG2C receptor encoding KLRC2 gene and HLA-E variants are risk factors for severe Covid-19*, Vietzen, H et al, *Genetics in Medicine 2021;*

T-Zell-Reaktivität vernachlässigt, DAZ online 14.10.2020;

Covid-19: Do many people have preexisting immunity?, Doshi, P, BMH 2020; 370 doi

[27] *Deletion oft the NKG2C receptor encoding KLRC2 gene and HLA-E variants are risk factors for severe Covid-19*, Vietzen, H et al, Genetics in Medicine 2021; *Less severe course of COVID-19 is associated with elevated levels of antibodies against seasonal human coronaviruses OC43 and HKU1*, Dugas M, International Journal of Infectious Diseaese105 (2021) 303–306

[28] Infektionsverstärkende Antikörper, Wikipedia

[29] *Deletion oft the NKG2C receptor encoding KLRC2 gene and HLA-E variants are risk factors for severe Covid-19*, Vietzen, H et al, Genetics in Medicine 2021

[30] *Gute Nachrichten zu Ivermectin*, DAZ online 13.07.2010; *Ivermectin und Nitazoxanid – Kombinationstherapie für Covid 19*, clinicaltrials registry 10.11.2020; *Review oft he Emerging Evidence Demonstrating the Efficacy of Ivermectin in the Prophylaxis and Treatment of Covid-19*, Kory, P et al FLCCC Alliance

[31] So noch die Formulierung in den ersten, zu Beginn der Impf-Kampagne in der BRD verwendeten Aufklärungsformularen:
AUFKLÄRUNGSMERKBLATT | Schutzimpfung gegen COVID-19 (Corona Virus Disease 2019) – mit mRNA-Impfstoffen | Seite 1 von 2;
https://www.bpa.de/fileadmin/user_upload/MAIN-dateien/NW/COVID_19_Aufklaerung_2020-12-22.pdf;
https://www.zwickau.de/media/downloads/nachrichten/download-news-2021/070120_COVID19-Aufklaerungsmerkblatt.pdf

[32] *Quantitative assays reveal cell fusion at minimal levels of SARS-Cov 2 spike protein and fusion*, Theuerkauf et al iScience, Vol 24, issue 3, 19 march 2021

[33] *Mitochondrien: Wenn Freunde zu Feinden werden*, Puhm F et al, doi.org/ 10.1161 vom 14.6.2019; *Covid 19 Coronaviren können eine tödlichEndotheliitis auslösen*, U. Kübler, E. Stähler, Pressrelations 30.06.2020; *The novel coronavirus spike protein plays additional key role in illness salk.edu news und Circulation Research*, Manor et al, April 30, 2021

34.*Wie funktioniert eine Impfung gegen Corona-Viren mit mRNA?*, Mitteilung an Prof. Wieler, RKI von U. Kübler vom 19.01.2021

[35] *Quantitative assays reveal cell fusion at minimal levels of SARS-Cov 2 spike protein and fusion*, Theuerkauf et al iScience, Vol 24, issue 3, 19 march 2021

[36]

https://de.wikipedia.org/wiki/N%C3%BCrnberger_Kodex; vgl. dazu: Jachertz, Norbert, *Nürnberger Kodex: Zehn Gebote für die Forschung*, Dtsch Arztebl 2007; 104(33): A-2247 / B-1988 / C-1920

[37] *T-Zell Reaktivität vernachlässigt*, DAZ online 14.10.2020

[38] *Deletion oft the NKG2C receptor encoding KLRC2 gene and HLA-E variants are risk factors for severe COVID-19*, Vietzen, H, et al, Genetics in Medicine, Springer Nature, doi.org/10.1038

39.*Less severe course of COVID-19 is associated with elevated levels of antibodies against seasonal human coronaviruses OC43 and HKU1*, Dugas M, International Journal of Infectious Diseaese105 (2021) 303–306

[40] Infektionsverstärkende Antikörper, Wikipedia

[41] *Virus-Handbuch für Veterinärmediziner*, Ackermann Matthias, Haupt UTB

[42] *Gute Nachrichten zu Ivermectin*, DAZ online 13.07.2010;

Ivermectin und Nitazoxanid – Kombinationstherapie für Covid 19, clinicaltrials registry 10.11.2020;

Review oft he Emerging Evidence Demonstrating the Efficacy of Ivermectin in the Prophylaxis and Treatment of Covid-19, Kory, P et al FLCCC Alliance

[43] *Gute Nachrichten zu Ivermectin*, DAZ online 13.07.2010

[44] I*vermectin und Nitazoxanid – Kombinationstherapie für Covid 19*, clinicaltrials registry 10.11.2020

[45] *Integrative Imaging reveals SARS Cov-2 induced reshaping of subcellular Morphologies*, Cortese et al, Cell Host Microbe 2020 Dec. 9, 853 866

[46] *Mitochondrien: Wenn Freunde zu Feinden werden*, Puhm F et al, doi.org/ 10.1161 vom 14.06.2019

[47] *Mitochondrien: Wenn Freunde zu Feinden werden*, Puhm F et al, doi.org/ 10.1161 vom 14.06.2019

[48] *Covid 19 Coronaviren können eine tödlichEndotheliitis auslösen*, U. Kübler, E. Stähler, Pressrelations 30.06.2020; *The novel coronavirus spike protein plays additional key role in illness salk.edu news und Circulation Research*, Manor et al, April 30, 2021

[49] *Quantitative assays reveal cell fusion at minimal levels of SARS-Cov 2 spike protein and fusion*, Theuerkauf et al iScience, Vol 24, issue 3, 19 march 2021

[50] https://www.n-tv.de/wissen/Ist-es-richtig-Kinder-zu-impfen-article22545285.html; https://www.n-tv.de/politik/STIKO-torpediert-Spahns-Impfplan-fuer-Kinder-article22549795.html

[51] Albrecht Meier: *Anhörung: Europarat rügt Panikmache bei Schweinegrippe*. Zitat: *Experten haben der WHO vorgeworfen unnötig zur Aufregung*

um die Amerikagrippe beigetragen zu haben. Milliardenkosten waren die Folgen, Zeit online 27. Jan. 2010; Influenza Pandemic Plan, W. Wodarg: *Falscher Alarm: Die Schweinegrippe-Pandemie in BIG Pharma*, Mikkel Borch-Jacobsen Hrsg., Piper 2015, S.310ff; Unterkapitel Die WHO lässt sich kaufen

[52] Deutscher Bundestag, Wissenschaftliche Dienste: *Sachstand Weltgesundheitsorganisation*, Aktenzeichen WD 2 -3000-013/19, Stand vom 14. März 2019

[53] *Gute Nachrichten zu Ivermectin*, DAZ online 13.07.2010;

Ivermectin und Nitazoxanid – Kombinationstherapie für Covid 19, clinicaltrials registry 10.11.2020;

Review oft he Emerging Evidence Demonstrating the Efficacy of Ivermectin in the Prophylaxis and Treatment of Covid-19, Kory, P et al FLCCC Alliance

[54] Drucksache 17/12051 Deutscher Bundestag, *Unterrichtung durch die Bundesregierung: Bericht zur Risikoanalyse im Bevölkerungsschutz 2012*

[55] Jörg Römer,Julia Merlot, *Corona-Shutdown: Diese acht Fachleute beraten Bundesregierung und Länderchefs*, Spiegel.de, 18.01.2021Christian

Drosten, Chef der Virologie an der Charité, https://www.spiegel.de/wissenschaft/medizin/coronavirus-diese-sieben-fachleute-beraten-bundesregierung-und-laenderchefs-a-93abc4f5-cac1-4cbb-bc22-8d3b9c623b28

[56] Christian Drosten, *Coronavirus-Update: Bei der Schweinegrippe kam alles anders*, 19.05.2020, 15:00 Uhr, https://www.ndr.de/nachrichten/info/42-Coronavirus-Update-Bei-der-Schweinegrippe-kam-alles-anders,podcastcoronavirus212.html

[57] *Deletion oft the NKG2C receptor encoding KLRC2 gene and HLA-E variants are risk factors for severe Covid-19*, Vietzen, H et al, Genetics in Medicine 2021;

Less severe course of COVID-19 is associated with elevated levels of antibodies against seasonal human coronaviruses OC43 and HKU1, Dugas M, International Journal of Infectious Disease105 (2021) 303–306